# BEI GRIN MACHT SICH IHR WISSEN BEZAHLT

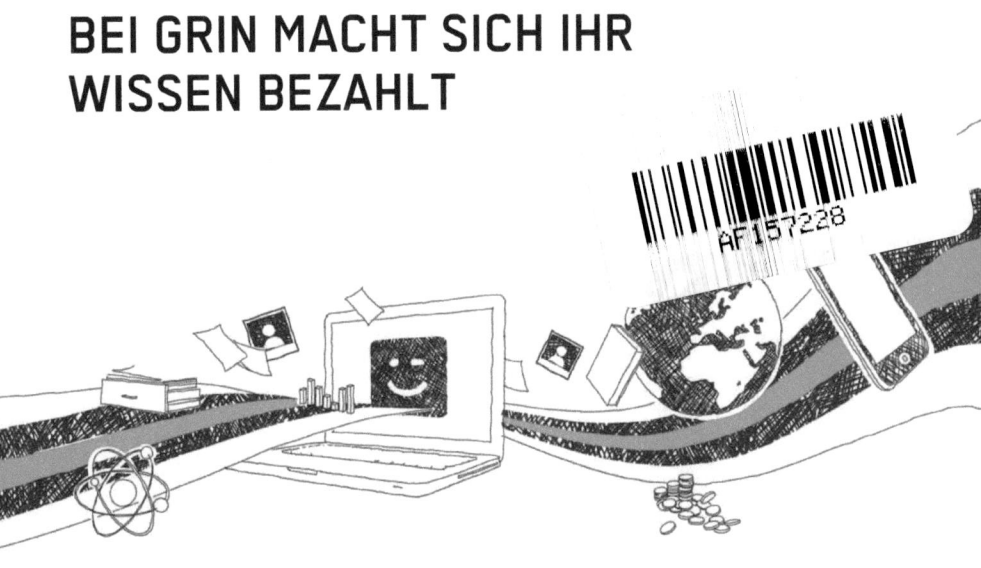

- Wir veröffentlichen Ihre Hausarbeit,
  Bachelor- und Masterarbeit

- Ihr eigenes eBook und Buch -
  weltweit in allen wichtigen Shops

- Verdienen Sie an jedem Verkauf

Jetzt bei www.GRIN.com hochladen
und kostenlos publizieren

Andreas Pichorner

# Einfluss des Schlafs auf die Epilepsie

**In welchem Rahmen wird der Krankheitsverlauf durch Schlafstörungen beeinflusst und worin bestehen Therapiemöglichkeiten?**

GRIN Verlag

**Bibliografische Information der Deutschen Nationalbibliothek:**

Die Deutsche Bibliothek verzeichnet diese Publikation in der Deutschen National-
bibliografie; detaillierte bibliografische Daten sind im Internet über http://dnb.d-
nb.de/ abrufbar.

**Impressum:**

Copyright © 2007 GRIN Verlag GmbH
Druck und Bindung: Books on Demand GmbH, Norderstedt Germany
ISBN: 978-3-656-56207-8

**Dieses Buch bei GRIN:**

http://www.grin.com/de/e-book/116348/einfluss-des-schlafs-auf-die-epilepsie

**GRIN - Your knowledge has value**

Der GRIN Verlag publiziert seit 1998 wissenschaftliche Arbeiten von Studenten, Hochschullehrern und anderen Akademikern als eBook und gedrucktes Buch. Die Verlagswebsite www.grin.com ist die ideale Plattform zur Veröffentlichung von Hausarbeiten, Abschlussarbeiten, wissenschaftlichen Aufsätzen, Dissertationen und Fachbüchern.

**Besuchen Sie uns im Internet:**

http://www.grin.com/

http://www.facebook.com/grincom

http://www.twitter.com/grin_com

Aus der Klinik für Neurologie
der Medizinischen Fakultät der Charité – Universitätsmedizin Berlin

HAUSARBEIT

Einfluss des Schlafs auf die Epilepsie – in welchem Rahmen wird der Krankheitsverlauf
durch Schlafstörungen beeinflusst und worin bestehen Therapiemöglichkeiten?

vorgelegt der Medizinischen Fakultät der
Charité – Universitätsmedizin Berlin

von

Andreas Pichorner

aus Berlin

SoSe 2007

1

# Inhaltsverzeichnis

# 1. Einleitung

Ein Patient mit Epilepsie sollte *„den Tag wach und die Nacht schlafend verbringen. Wenn diese Gewohnheit gestört wird, so ist dies nicht gut... am schlimmsten ist es allerdings, wenn der Patient weder am Tage noch bei Nacht schläft."* (Hippokrates, 460-370 v. Chr.)

Das Zitat zeigt, dass die Epilepsie oder auch „die heilige Krankheit", wie sie früher genannt wurde, schon zu Zeiten Hippokrates' bekannt war, und man Beobachtungen über mögliche Risikofaktoren, die das Auftreten des Symptoms epileptischer Anfall im Rahmen dieser Krankheit begünstigen können, anstellte.

Heute sind uns viele Arten der Epilepsie bekannt, und es existiert ein Klassifikationsschema zur Beurteilung der Krankheit, das drei unterschiedliche ätiologische Kategorien unterscheidet: 1. idiopathische Epilepsien, 2. symptomatische Epilepsien und 3. kryptogene Epilepsien. Weiterhin unterscheidet man Epilepsien in fokale und generalisierte Formen. Dennoch bleiben viele Fragen auf diesem Gebiet der Medizin offen. So scheiden sich die Geister schon bei den Prävalenzangaben, die zwischen 2,7 und über 40 - bezogen auf 1.000 Personen der Bevölkerung - angegeben werden (Fröscher 2004).

Die Beeinträchtigungen, die sich aus der Krankheit für den Patienten ergeben, sind verschiedener Art. Einmal ist mit einem erhöhten Verletzungsrisiko durch einen Anfall zu rechnen, wodurch verschiedene Tätigkeiten vermieden werden sollten. Weitere Beeinträchtigungen ergeben sich aus den Nebenwirkungen einer medikamentösen Behandlung. Nicht vernachlässigt werden sollten allerdings auch die psychosozialen Aspekte, die diese Krankheit selbst bei einer erfolgreichen Behandlung mit sich bringt. So ist es vielen Patienten unangenehm, einen Grand-mal-Anfall in der Öffentlichkeit oder am Arbeitsplatz zu haben. Man kann sogar behaupten, dass sich die Epilepsie von anderen Volkskrankheiten dadurch unterscheidet, dass den Betroffenen ein Stigma anhaftet.

Als Therapiemaßnahmen werden sowohl die medikamentöse Therapie als auch Empfehlungen hinsichtlich der Lebensweise des Patienten empfohlen, die auf einen stabilen zirkadianen Rhythmus und ein gut ausgeprägtes Schlafprofil abzielen. Bei der medikamentösen Therapie ist zunächst die Monotherapie anzustreben. Bekannte Substanzen der ersten Wahl sind beispielsweise Valproinsäure und Carbamazepin. Zur Stabilisierung des Tagesprofils der Serumkonzentration und des Schlaf-Wach-Rhythmus' empfehlen sich abendliche Einmalgaben (Masuhr 1998).

Die Risikofaktoren für die Entwicklung einer Epilepsie sind vielfältiger Natur. Pränatale und perinatale Risikofaktoren finden Erwähnung (Rantakallio/Wendt 1986), Schädel-Hirn-Traumata, wie sie bei Vietnamveteranen mit offenen Schädel-Hirn-Verletzungen gehäuft zusammen mit Epilepsie auftraten (Caveness 1976), Schlaganfälle, die bei 8-12% der Patienten zur Epilepsieentwicklung führen (Arboix et al. 1997), Tumoren (DeAngelis 2001), degenerative Erkrankungen, die beispielsweise bei Patienten mit M. Alzheimer das Epilepsierisiko 10-fach erhöhen (Faught 1999), Alkohol und Drogen (Ng et al. 1990). Bei einer bestehenden Epilepsie stellen erhöhter Alkoholkonsum sowie Schlafentzug Risikofaktoren für das Auftreten epileptischer Anfälle dar (Malow 2004).

Der Schlafentzug wird in der Epilepsiediagnostik als Provokationsmethode im Rahmen einer EEG-Aufzeichnung angewandt. Das Schlafentzugs-EEG dient dazu, epileptische Veränderungen sichtbar zu machen, die bei einem Wach-EEG oft nicht nachweisbar sind. Vor der Durchführung eines Schlafentzugs-EEGs muss der Patient 24 Stunden wach bleiben. Es wird also ganz bewusst ein Risikofaktor für das Auftreten epileptischer Aktivität gefördert.

Studien belegen, dass es bei Patienten mit bekannter Epilepsie bei der Ableitung von Schlaf-EEGs mit oder ohne vorhergehenden Schlafentzug zu keinen signifikanten Veränderungen in der zu beobachteten epileptischen Aktivität im EEG kommt (Degen et al. 1987). Allerdings zeigten die Patienten im Wach-EEG nach Schlafentzug deutlich mehr epileptiforme Entladungen.

Epileptiforme Entladungen während einer EEG-Überwachung dieser Patientengruppe können auch durch Spontanschlaf, Schlaf nach Schlafentzug oder medikamentös induzierten Schlaf gefördert werden. Es ist noch unklar, ob Unterschiede in den Aktivierungsmethoden wirklich für das Auslösen eleptiformer Entladungen einen so großen Stellenwert haben oder ob nicht einzig und allein die erreichten Schlafstadien bzw. –tiefen für die Diagnostik entscheidend sind.

Daraus kann man ableiten, dass nicht nur die Anzahl der Schlafstunden für das Auftreten und den Verlauf einer Epilepsie und der damit einhergehenden epileptischen Anfälle von Bedeutung ist, sondern auch die Schlafqualität. Diese kann zum Beispiel durch das Vorliegen einer Schlafapnoe oder durch die Einnahme von Medikamenten beeinträchtigt sein. Die vorliegende Arbeit hat das Ziel, den Einfluss von Schlafqualität und –quantität auf die Anfallsfrequenz anhand von Schlafentzug und Schlafapnoe zu verdeutlichen. Des weiteren werde ich auf die Schlafqualität verbessernden Ansätze in der Epilepsietherapie eingehen. Ich habe als Beispiel einer erfolgreichen Bekämpfung der Schlafapnoe die Tracheostomie herausgegriffen. Ergeben sich aus der Behandlung der Schlafapnoe wirklich signifikante

Verbesserungen der Anfallsfrequenz bei Epilepsiepatienten? Inwieweit sollte in die Lebensführung des Patienten eingegriffen werden? Ein geregelter zirkadianer Rhythmus mit ausreichend viel Schlaf wird bei der Therapie der Epilepsie sogar schon im Corpus Hippokraticum erwähnt. Doch inwieweit lassen sich dadurch Anfälle wirklich vermeiden? Ist es sinnvoll, den Patienten solche weit reichenden und oft die Lebensqualität einschränkenden Vorschriften zu machen? Chronische Veränderungen des Schlaf-Wach-Rhythmus ergeben sich z.b. aus der Arbeit im Schichtdienst. Doch sollte man Menschen mit Epilepsie wirklich die Arbeit in solchen Berufskreisen verbieten? Auch interessant sind akute Veränderungen des Schlaf-Wach-Rhythmus wie z.b. bei transkontinentalen Flugreisen, was zu Jetlag führen kann. Betroffene Patienten mit Epilepsie machen sich bei langen Flugreisen oft Sorgen über das erneute Anfallsauftreten bei anstrengenden Reisen. Wie können aufgrund der Annahme, dass Schlaf und Schlaf-Wach-Rhythmus starke Auswirkungen auf die Epilepsie haben, echte Verbesserungen für die Patienten mit Epilepsie erreicht werden, ohne dass ihr Leben durch nicht zu tolerierende Einschränkungen bestimmt wird?

An dieser Stelle sei noch erwähnt, dass bei allen Studien, die den Einfluss von Schlaf und zirkadianen Rhythmen auf die Epilepsie und epileptische Anfälle untersucht haben, nicht immer eindeutig belegt werden konnte, ob es sich dabei ausschließlich um diesen Risikofaktor handelt. Denn Schlafentzug tritt selten allein auf, sondern meistens zusammen mit physischem oder emotionalem Stress oder auch mit Substanzmissbrauch. Deshalb ist es mitunter schwierig, die tatsächlichen Folgen des Schlafentzugs zu bestimmen (Malow 2004).

Ziel dieser Untersuchung ist es den Einfluss, den der Schlaf und dessen Störungen auf die Epilepsie ausüben, darzustellen. Hierzu soll vor allem als anschauliches Beispiel die Auswirkung der Schlaf-Apnoe auf die Epilepsie beleuchtet werden.

Es soll untersucht werden, inwieweit ein unregelmäßiger Schlaf-Wach-Rhythmus oder eine Schlafverminderung als Risikofaktor für die Anfallfrequenz einzuschätzen ist. Auf der Grundlage der Ergebnisse dieser Literaturarbeit sollen dann für den klinischen Alltag Therapie- oder Verhaltensempfehlungen für Epilepsiepatienten diskutiert werden.

## 2. Methoden

Zunächst erfolgte eine Internetrecherche über die Suchmaschine Google (www.google.de) mit den Suchbegriffen „epilepsy + sleep". Dies ergab ungefähr 2.080.000 Treffer. Ein wichtiger Treffer, der hierbei auffiel, war auf epilepsy.com (www.epilepsy.com/epilepsy/ sleep_epilepsy.html). Hier werden die Zusammenhänge zwischen Schlaf und Epilepsie knapp dargestellt. Dann gab ich bei der Suchmaschine Google die Suchbegriffe „epilepsy + sleep-deprived eeg" ein, was ungefähr 17.900 Treffer ergab. Als erster Treffer erschien die Seite der epilepsyfoundation.org (www.epilepsyfoundation.org/epilepsyusa/sleepdeprivedeeg.cfm), welche die Bedeutung des Schlafentzugs-EEGs für die Epilepsiediagnostik hervorhebt und auf den Zusammenhang zwischen Epilepsie und zirkadianen Rhythmen eingeht.

In einer PubMed-Suche wurden mit der Abfrage epilepsy 105.892 Abstracts gefunden. Für die Suchbegriffe „epilepsy + sleep" wurden 3.819 Abstracts gefunden, „epilepsy + circadian rhythms" ergab 430 Treffer, „epilepsy + sleep deprivation" 336 Treffer, „epilepsy + sleep apnea" 149 Treffer, „epilepsy + obstructive sleep apnoea" 59 Treffer, „epilepsy + treatment obstructive sleep apnoea" 34 Treffer und „epilepsy + treatment sleep apnea" 84 Treffer. Zu einem späteren Zeitpunkt suchte ich in der PubMed-Datenbank unter dem Begriff „sleep-deprived eeg", woraufhin 119 Abstracts gefunden wurden. Die Ergebnisse und Zeitpunkte der PubMed-Suche sind weiter unten in Tabelle 1 dargestellt.

Bei der Überprüfung der Cochrane-Datenbank fand ich einige relevante Reviews durch die Suchbegriffe „epilepsy + sleep deprivation", die sich allerdings mit den Ergebnissen der PubMed-Abfrage überschnitten.

Über die Suche nach „epilepsy" und „epilepsie" in dem Online-Katalog der Charité-Bibliotheken stieß ich auf die beiden wichtigen Bücher „Die Epilepsien" (Fröscher 2004) und „Epilepsy", Volume II (Engel Jr. 1998). In dem Buch von Fröscher werden die Grundlagen der Epilepsien anschaulich erklärt und es enthält ein Kapitel zur Geschichte der Epileptologie. In „Epilepsy" von Engel ist ein Kapitel über Schlaf enthalten, in dem auch auf den Zusammenhang von Schlafentzug und Anfällen eingegangen wird.

Bei der Suche nach relevanten Artikeln musste besonders darauf geachtet werden, dass Artikel, die den Einfluss von Epilepsie auf den Schlaf oder die schlafgebundenen Epilepsien zum Thema hatten, nicht ausgewählt wurden, denn das Thema Schlaf und Epilepsie ist ein sehr weitläufiges Thema. Ich suchte also fokussiert nach dem Einfluss des Schlaf-Wach-Rhythmus' auf die Anfallfrequenz oder das Auftreten weiterer Anfälle. Für den Einfluss des Schlaf-Wach-Rhythmus' auf die Epilepsie legte ich die Dauer des Schlafs, Schlafunterbrechungen, verminderte Schlafqualität, wie bei Schlafapnoe und

Schlafverschiebungen bei Schichtdienst oder transkontinentalen Flugreisen, als Kriterien fest. Zum Thema Schichtdienst und Epilepsie fand ich allerdings keine relevanten Artikel. In meiner Recherche zum Thema Schichtdienst stieß ich allerdings bei einer Google-Suche (Suchbegriffe: berufliche möglichkeiten + epilepsie) auf eine Seite der ligaepilepsie.org (http://www.ligaepilepsie.org/FAQs/misc/1999_S112-123.pdf), die in einer Liga-Mitteilung „Empfehlungen zur Beurteilung beruflicher Möglichkeiten von Personen mit Epilepsie" (1999 überarbeitet) enthält. In dieser Liga-Mitteilung wird auch auf die Problematik von Schichtdienst bei vorliegender Epilepsieerkrankung eingegangen.

Zusammenfassend kann man also sagen, dass die Literaturrecherche zum Thema Schlaf und Epilepsie sehr viele Suchergebnisse lieferte. Ein Großteil dieser Suchergebnisse bezog sich allerdings auf den Einfluss von Epilepsie auf den Schlaf. Um diese Suchabfrage zu verfeinern, habe ich noch die Begriffe „sleep deprivation", „sleep-deprived eeg" und „sleep apnoea" hinzugefügt.

**Tabelle 1:    Ergebnis der PubMed-Abfrage**

| Suchbegriffe | Anzahl der Treffer |
|---|---|
| *PubMed-Abfrage (2. Juni 2007)* | |
| Epilepsy | 105.892 |
| epilepsy + sleep | 3.819 |
| epilepsy + circadian rhythms | 430 |
| epilepsy + sleep deprivation | 336 |
| epilepsy + sleep apnea | 149 |
| epilepsy + obstructive sleep apnoea | 59 |
| epilepsy + treatment obstructive sleep apnoea | 34 |
| epilepsy + treatment sleep apnea | 84 |
| *PubMed-Abfrage (20. Juni 2007)* | |
| sleep-deprived eeg | 119 |

Quelle: Eigene Erhebungen.

# 3. Ergebnisse

Insgesamt konnten durch die PubMed-Suche 9 relevante Studien identifiziert werden, die sich mit dem Schlafentzugs-EEG, der Schlafapnoe und dem Schlaf-Wach-Rhythmus und deren Einfluss auf die Epilepsie beschäftigen. Mein Betreuer empfahl mir eine weitere Studie über die grundsätzlichen Zusammenhänge von Schlaf und Epilepsie. In zwei Bibliotheksbüchern fand ich neben der Geschichte der Epileptologie zwei Kapitel über Schlaf und Epilepsie.

## 3.1 Schlafentzug

In den Artikeln, die sich mit dem Einfluss des Schlafentzugs auf die Epilepsie befassten, kam man teilweise zu unterschiedlichen Ergebnissen. So konnte nicht in allen Studien gezeigt werden, dass Schlafentzug wirklich mit einer Erhöhung von epileptiformen Entladungen einhergeht. Degen et al. (1987) berichten, dass es bei Patienten mit bekannter Epilepsie bei der Ableitung von Schlaf-EEGs mit oder ohne vorhergehenden Schlafentzug zu keinen signifikanten Veränderungen in der zu beobachteten epileptischen Aktivität im EEG kommt. Allerdings zeigen die Patienten im Wach-EEG nach Schlafentzug deutlich mehr epileptiforme Entladungen als ohne Schlafentzug. Auch in einer Studie von Malow et al., die 1998 bis 2000 an präoperativen Kandidaten vorgenommen wurde, die sich einer stationären Überwachung unterzogen, schien der akute Schlafentzug nicht die Anfallfrequenz während der Beobachtung zu erhöhen. Die Schlafentzugs- und die Normalschlaf-Versuchsgruppe waren bezüglich verschiedener Merkmale vergleichbar, einschließlich der Verringerungsrate an Antiepileptika. Die einzige Ausnahme bildete die Anzahl der Anfälle pro Monat bei Untersuchungsbeginn: Bei der Versuchsgruppe, die unter Schlafentzug gesetzt wurde, war dieser Wert signifikant höher. Bis auf diesen Unterschied bezüglich der Anfälle bei Untersuchungsbeginn hatten die Versuchspersonen der Schlafentzugs-Gruppe während der stationären Beobachtung keine signifikant höheren Anfallsfrequenzen bezogen auf komplex-partielle, sekundär-generalisierte oder kombinierte Anfallstypen. Die Schlussfolgerung daraus war, dass die Effizienz des Schlafentzugs für die stationäre EEG-Überwachung neu überdacht werden sollte, da die stationäre Beobachtung mit Stimmungsschwankungen des Epilepsiepatienten durch die ungewohnte Umgebung verbunden ist. Daher muss berücksichtigt werden, ob wirklich der Schlafentzug die Anfälle hervorruft oder ob vielleicht die klinische Umgebung wichtige Einflüsse auf die Behandlung des Patienten ausübt. In der Diskussion der Studie wird allerdings die Einschränkung gemacht, dass die Ergebnisse nicht notwendigerweise auf die Klinikerfahrungen im Umgang mit dem Schlafentzugs-EEG übertragen werden können.

Gilbert et al. (2004) führten eine Studie an 820 Kindern mit Epilepsie durch. Bei 22% der Versuchspersonen ohne Schlafentzug traten epileptiforme Entladungen gehäuft auf, bei 44% mit einem partiellen Schlafentzugs-Protokoll und bei 57% mit einem normalen Schlafentzugs-Protokoll. Sie folgerten daraus, dass die Ausbeute in einem sehr engen Zusammenhang mit dem Schlafentzugsverfahren steht. Dennoch sollte Schlafentzug nicht routinemäßig eingesetzt werden, um die Ausbeute bei pädiatrischen EEGs zu erhöhen.

Malow et al. (2004) weisen auf Studien aus den 1960er und 1970er Jahren hin, die sich auf Militärpersonal konzentrierten. In einer Serie hatten Piloten ihren ersten generalisierten tonisch-klonischen Anfall, der nach Schlafentzug, Arbeitsstress, fehlenden Mahlzeiten und in einem Fall nach massivem Alkoholkonsum einsetzte. Bisher unauffällige Studienteilnehmer hatten Belege für Spike-wave-Aktivitäten bei den EEG-Aufzeichnungen. In anderen Serien wurde den Soldaten für längere Perioden (< 48 Std.) der Schlaf entzogen und der Großteil bekam Anfälle, nachdem er die Nacht zuvor Alkohol zu sich genommen hatte. Ein wichtiger Aspekt ist dabei auch die Tatsache, dass Schlafentzug unterschiedliche Wirkungen auf die verschiedenen Epilepsieformen hat. So deuten vorhergehend gesammelte Daten von Malow et al. (2002) darauf hin, dass bei Patienten mit partieller Epilepsie, die stationär relativ frei vom Alltagsstress beobachtet werden, der Schlafentzug keine Wirkung auf die Anfallsfrequenz ausübt. Bei all diesen Studien handelt es sich jedoch nicht um einen chronischen Schlafentzug. Anders ist dies z.b. bei Schlafstörungen, wie der obstruktiven Schlafapnoe, der Fall, die den Schlaf unterbrechen und zu chronischem Schlafverlust führen.

Neben der Anfallsfrequenz wird von Malow et al. allerdings auch auf die Beteiligung von Schlafentzug an der Förderung von interiktalen epileptiformen Entladungen eingegangen, wie dies bei der Epilepsie-Diagnostik mittels des Schlafentzugs-EEGs ausschlaggebend ist. So bleibt es jedoch zweifelhaft, ob die vermehrt messbaren epileptiformen Entladungen während eines Schlafentzugs-EEGs tatsächlich eine weitere Möglichkeit offenbaren, zuvor nicht messbare epileptiforme Entladungen sichtbar zu machen oder ob die Zunahme der epileptiformen Entladungen dadurch zu erklären ist, dass schlafunterdrückte Patienten während der EEG-Aufzeichnung mit einer höheren Wahrscheinlichkeit einschlafen. In diesem Fall würden die epileptiformen Entladungen nur aufgrund des vermehrten Vorliegens eines Non-REM-Schlafs gefördert werden.

Bis heute wurden in der Grundlagenforschung zu den Effekten des Schlafentzugs auf die Epilepsie vorrangig Beobachtungen auf Ebene des Organismus als auf Ebene der Neurone herangezogen. Die Grundlagenforschung zum Thema Schlafunterdrückung befasst sich vor allem mit Aspekten des Lernens und des Gedächtnisses. So berichteten McDermott et al.

(2006) von den Effekten der Schlafunterdrückung auf die Verhaltens- und Membranerregbarkeit in Neuronen des Hippokampus nach 72-stündigem Schlafentzug bei Ratten. CA1-Pyramidenneurone wiesen dabei einen erniedrigten Membraneingangswiderstand und gesteigerte Aktionspotentiale in Reaktion auf depolarisierende Stromstärken auf.

## 3.2 Schlaf-Wach-Zyklus

Die Begriffe Schlaf-Wach-Rhythmus und zirkadianer Rhythmus werden in der Epilepsieforschung nahezu synonym benutzt. Der Schlaf-Wach-Rhythmus ist natürlich nur einer von vielen zirkadianen Rhythmen, jedoch sind Schlaf und Wachheit einfach zu untersuchen und dienen als wichtige Parameter bei der Erforschung der zirkadianen Rhythmen. Die Beteiligung des zirkadianen Zeitsystems hat nach einer Studie von Quigg (2000) verschiedene Faktoren, die auf die Epilepsie und das Auftreten von Anfällen Einfluss nehmen. Dabei seien der Ncl. suprachiasmaticus, die Hormone Vasopressin, Melatonin, die Hypothalamus-Hypophysen-Nebennieren-Achse, die Körperkerntemperatur und die Lichtexposition erwähnt.

Der Ncl. suprachiasmaticus ist phasenspezifisch zwischen nachtaktiven und tagaktiven Spezies und so werden Vermutungen über seine Beteiligung an epileptischen Anfällen angestellt, was an den direkten und indirekten Inputs auf das limbische System liegen könnte. Es gibt allerdings keine Studien darüber, ob der Ncl. suprachiasmaticus direkt epileptische Anfälle auslöst. Vasopressin ist genauso phasenspezifisch und hat Aktivitäten, die unabhängig von seiner Rolle im Wasserhaushalt sind. Die Meinungen über eine mögliche Beteiligung an der Anfallsmodulation sind gemischt und vor allem in Modellen mit fiebrigen Krämpfen untersucht worden. Brattleboro-Ratten haben als einen genetischen Defekt einen Mangel an Vasopressin und benötigen höhere Temperaturen, um einen hitzeinduzierten Krampfanfall auszulösen. Es liegt also nahe, dass Vasopressin eine krampfsteigernde Wirkung ausübt.

Melatonin ist ein vermeintliches Mittel gegen epileptische Krämpfe (Antikonvulsivum). Die Entnahme der Zirbeldrüse (Corpus pineale, Epiphyse) macht einige Spezies empfänglicher für epileptische Krämpfe und Melatonin schützt teilweise vor Krampf fördernden Effekten nach Entnahme der Zirbeldrüse.

Die drei Komponenten der Hypothalamus-Hypophysen-Nebennieren-Achse (HPA), sind corticotropin-releasing hormone (CRH), adrenocorticotropes Hormon (ACTH) und Corticosteroide (CORT), die endogen durch zirkadiane Rhythmen gesteuert werden. Die Rhythmen der Hypothalamus-Hypophysen-Nebennieren-Achse beruhen auf einem Input des Ncl. suprachiasmaticus für ihre korrekte Synchronisation und zirkadiane Expression. Die Beziehung zwischen diesen drei Komponenten und der Epilepsie ist zu einem Komplex verbunden. Diese drei Komponenten spielen eine wichtige Rolle bei Anfallsschwellen und dem Epilepsieverlauf. Während CRH die Wahrscheinlichkeit für Anfälle erhöht, werden ACTH und Corticosteroide als Antikonvulsiva bei einigen epileptischen Syndromen benutzt. Der Einfluss der Körpertemperatur lässt sich durch die Fieberkrämpfe nachvollziehen, denn Fieber kann epileptische Krämpfe bei anfälligen Individuen auslösen. Fieberkrämpfe sind vor allem in der frühen Kindheit im Zuge einer fieberhaften Erkrankung auftretende cerebrale Anfälle. Aufgrund der Altersverteilung ist ein Zusammenhang zwischen der Gehirnstruktur von Kindern im entsprechenden Alter nahe liegend. Allerdings ist nicht bekannt, warum nicht alle Kinder von Fieberkrämpfen betroffen sind. Der zirkadiane Rhythmus der Körperkerntemperatur ist in seiner Beziehung zur Epilepsie selten untersucht worden. Veränderungen der Körpertemperatur-Regulation verbunden mit Epilepsie wurden bei Patienten mit dem Lennox-Gastaut-Syndrom und in Fällen mit partieller Epilepsie beschrieben. Die tägliche Erhöhung der Temperatur scheint jedoch kein Faktor für das Auftreten eines Anfalls zu sein. Eine höhere zirkadiane Körpertemperatur war also nicht verbunden mit einer Zunahme der Anfälle. Jedoch scheinen pathologisch erhöhte Temperaturen Anfälle auszulösen. Kleine zirkadiane Veränderungen scheinen kein signifikantes Risiko für das Anfalls-Auftreten darzustellen.

Der Hell-Dunkel-Zyklus ist ein wichtiger Rhythmus, aber es gibt nur wenige Studien, in denen die Rolle des Lichtes hinsichtlich des Auftretens epileptischer Anfälle untersucht wird. Einige Anzeichen deuten darauf hin, dass selbst Exposition mit Licht die Anfälle verstärken kann. Jedoch sollte dabei wieder bedacht werden, dass eine Dauerexposition mit Licht mit einem erhöhten Stresspotential einhergeht, so dass Confounding eine erhebliche Störgröße darstellen kann. Lichtstimulation in Form von hoch intensiven Blitzlichtern ist bekannt als Anfallsauslöser, vor allem bei idiopathisch generalisierten Epilepsien, wie den juvenilen myoklonischen Epilepsie (Janz-Syndrom).

Quigg (2000) findet es allerdings etwas zu optimistisch zu erwarten, dass ein System einzig und allein für die experimentellen Veränderungen verantwortlich ist. Die Befunde zeigen jedoch in überzeugender Weise, dass die Tageszeit ein wichtiger Faktor in vielen experimentellen Beispielen ist. Zusammenhänge zwischen der inneren Uhr und der Epilepsie zu verstehen, ist vielleicht ein Schlüssel, um die Mechanismen zu ergründen, die das Auftreten von Anfällen begünstigen können.

### 3.3 Schlaf-Apnoe

Chronischer Schlafentzug bzw. eine reduzierte Schlafqualität sind nachweislich begünstigende Faktoren für eine erhöhte Anfallsfrequenz und gehen mit vermehrten epileptiformen Entladungen bei EEG-Aufzeichnungen einher (Beran 1999). Dies kann an verschiedenen Schlafstörungen liegen, wie beispielsweise der obstruktiven Schlafapnoe oder dem Restless-Legs-Syndrom. Die obstruktive Schlafapnoe ist zur Untersuchung der Auswirkungen der Schlafstorungen auf die Epilepsie besonders geeignet, da sie mithilfe einer Überdruckbeatmung mit einer Maske (CPAP) gut behandelbar ist. Wyler et al. (1981) führten bei einem Patienten mit therapieresistenter Epilepsie und Schlafapnoe sogar eine Tracheostomie durch und untersuchten die Auswirkungen dieses Eingriffs auf die Anfallsfrequenz. In dieser Studie verbesserte der operative Eingriff die Epilepsie durch eine Erhöhung der Anfallsschwelle. Jedoch blieben die postoperativen EEG-Aufzeichnungen unverändert. Deshalb war es ihnen nicht möglich, über den Mechanismus Vermutungen zu äußern, die die Verbesserungen der Anfallskontrolle bei dem Patienten erklären könnten.

Die Tracheostomie sollte sicherlich nicht routinemäßig zur Behandlung der Schlafapnoe eingesetzt werden. Sie bietet allerdings einen interessanten experimentellen Ansatz, da vor allem die Behandlung mit CPAP vor dem Problem einer mangelnden Compliance des Patienten steht (Beran 1999). Daher sind die Überwachung der Therapie und die Einschätzung des Therapieerfolgs einer CPAP-Behandlung eingeschränkt und die Tracheostomie kann als eigentlicher Goldstandard angesehen werden.

Beran (1999) fand bei einer Untersuchung von 50 Patienten mit Epilepsie auch gleichzeitig das Bestehen einer Schlafstörung bei einem Großteil der Fälle. Siebenundzwanzig der 50 Patienten (54%) hatten Schlafapnoe, 13 von 50 Patienten (26%) hatten Hypopnoe und 14 von 50 Patienten (28%) hatten das Upper-Airway-Resistance-Syndrom. Dies weist darauf hin, dass die Mehrheit der Patienten wegen respiratorischer Beschwerden Schlafstörungen hatte. Sechsunddreißig dieser Patienten wurden mittels CPAP behandelt. Von diesen 36 Patienten wurden 32 zu Ergebnismessungen untersucht (89%). Dabei konnte bei 16 (50%) eine Verbesserung der Anfallfrequenz vermeldet werden. Es war schwierig, die genauen Anfallszahlen zu erhalten, aber 6 Patienten (19%) berichteten, anfallsfrei zu sein oder weniger als die Hälfte der Anfälle im Vergleich zu vorher zu haben.

Hollinger et al. (2006) fanden 29 Patienten sowohl mit Epilepsie als auch mit obstruktiver Schlafapnoe. Bei der Behandlung der Schlafapnoe mittels CPAP wiesen 12 der 29 Patienten eine gute Compliance auf und bei 4 Patienten führte die CPAP-Behandlung sowohl zu einer signifikanten Reduktion der obstruktiven Schlafapnoe als auch der Anfallsfrequenz.

Vaughn et al. (2004) behandelten die Schlafapnoe von 10 Patienten mit Epilepsie. Bei vier Patienten besserte sich der Zustand nur durch Behandlung ihrer Schlaf-Apnoe. Drei dieser Patienten wurden anfallsfrei und ein vierter Patient hatte einen Rückgang der

Anfallshäufigkeit um mehr als 95%, ohne dass eine Veränderung in der Medikation mit Antikonvulsiva vorgenommen wurde.

Vaughn et al. halten verschiedene Ansätze für möglich, wie die Schlafapnoe die Epilepsie beeinflussen kann. Einmal verursacht die Schlafapnoe Schlafunterbrechungen, die für einen Schlafverlust und eine verminderte Schlafqualität verantwortlich sind. Außerdem kann es bei einer Schlafapnoe zu einer massiven Sauerstoffentsättigung kommen. Zusätzlich muss beachtet werden, dass durch die Schlafapnoe der Patient in Schlafstadien verharrt, die das Auslösen von epileptischen Anfällen begünstigen. Die erhöhte Prävalenz von Schlafapnoe bei Patienten mit Epilepsie kann dadurch erklärt werden, dass die Schlafapnoe entweder wie die epileptische Störung angeboren ist oder, was nach Vaughn et al. viel wahrscheinlicher erscheint, durch therapeutische Interventionen mit Antikonvulsiva begünstigt wird. Valproate, Vigabatrin und Gabapentin sind z. B. dafür bekannt, eine Gewichtszunahme zu verursachen, was wiederum das Auftreten einer Schlafapnoe erhöht.

# 4. Diskussion

Die vorliegenden Studien haben gezeigt, dass Schlafentzug ein potenzieller Aktivator von epileptiformen Entladungen ist. Auch wenn dies in einigen Untersuchungen nicht nachgewiesen werden konnte, wird das Schlafentzugs-EEG in der Klinik mit Erfolg zur Epilepsiediagnostik eingesetzt. Jedoch muss bedacht werden, dass der stationäre Aufenthalt zur Durchführung eines Schlafentzugs-EEGs die Versuchsperson unter Stress setzen kann und mit veränderten emotionalen Stimmungslagen einhergeht, was eine mögliche Störgröße darstellen kann (Malow et al. 2000). Ob akuter Schlafentzug allerdings auch zu einer Erhöhung der Anfallsfrequenz führt, konnte nicht einwandfrei bestätigt werden. So kam bei den Studien, die in den 1960er und 1970er Jahren an amerikanischem Militärpersonal durchgeführt wurden, der Anfall fördernde Einfluss von Alkohol, physischem und emotionalem Stress hinzu.

Die Auswirkungen des Schlaf-Wach-Zyklus auf die Epilepsie sind ein wesentlicher Aspekt, um das Entstehen von epileptischen Anfällen zu erforschen. Dabei muss beachtet werden, dass es sich bei dem Schlaf-Wach-Rhythmus nur um einen von vielen verschiedenen zirkadianen Rhythmen handelt. So hat man verschiedene Gehirnstrukturen wie den Ncl. suprachiasmaticus und Transmittersubstanzen wie CRH und ACTH als potentielle Epilepsie-Aktivatoren und –Inhibitoren identifiziert. Diese Strukturen und Transmittersubstanzen stehen in einer Art Komplex in enger Beziehung zu dem zirkadianen Rhythmus. Nähere Untersuchungen wurden jedoch bisher nur an Tieren durchgeführt.

Anhand der Schlafapnoe, unter der ein verhältnismäßig hoher Anteil der Patienten mit Epilepsie leidet (Beran 1999), kann der Einfluss von chronischem Schlafentzug und reduzierter Schlafqualität auf die Anfallsfrequenz untersucht werden. Es wird verglichen, ob sich durch eine erfolgreiche Schlaf-Apnoe-Behandlung auch die Epilepsiesymptome bessern. In einigen Fällen konnte sogar eine Anfallsfreiheit durch eine Behandlung der Schlafapnoe erreicht werden. Die Ursache einer Schlafapnoe bleibt jedoch weiterhin offen. Ob die Schlafapnoe bei Patienten mit Epilepsie gehäuft angeboren ist oder durch therapeutische Maßnahmen, wie der Einnahme von Valproaten, Vigabatrin oder Gabapentin begünstigt wird, bleibt in Zukunft Gegenstand weiterer Forschungen.

Aufgrund dieser Ergebnisse liegt ein Einfluss des Schlafs auf die Epilepsie nahe. So ist es wahrscheinlich eine nützliche Therapiemaßnahme, neben der medikamentösen Behandlung auch in die Lebensführung der Patienten beratend einzugreifen und einen geregelten Schlaf-Wach-Rhythmus mit ausreichendem Schlaf sicherzustellen. Eindeutige Studien zu diesem Thema stehen allerdings noch aus. Dieser Eingriff in die Lebensführung des Patienten kann weitreichende Folgen haben. Die Epilepsie unterscheidet sich von anderen Krankheiten - wie schon erwähnt - durch eine Art Stigma, das den Patienten leider immer noch anhaftet, und hat eine ausgeprägte psychosoziale Komponente. Durch Einschränkungen im Alltag der Patienten mit Epilepsie besteht die Gefahr, dass diese noch mehr isoliert werden, da sie – aus Angst vor der Überschreitung von Verhaltensregeln für eine gesunde Lebensweise – von vornherein an bestimmten gesellschaftlichen Ereignissen nicht teilnehmen würden. Ein Patient mit Epilepsie muss daher über die Risiken eines Schlafmangels, wie er z.B. bei Feiern auftreten kann, auf-geklärt werden. Dies sollte allerdings nicht als Dogma angesehen und vor allem an den Lebensrhythmus des Patienten angepasst werden. Der Patient muss eher darauf hingewiesen werden, dass das Zusammenspiel mehrerer Risikofaktoren möglichst vermieden werden sollte, indem er z.B. nicht gleichzeitig seinen gewohnten Schlaf-Wach-Rhythmus unterbricht und vermehrt Alkohol zu sich nimmt und auch die Risiken von Schichtdienst und Jetlag kennt.

Ein wichtiger Ansatz ist die Überwachung des Schlafes von Patienten, um so mögliche chronische Schlafstörungen zu identifizieren und gegebenenfalls zu behandeln. Die Nichteinhaltung fester Schlafzeiten stellt möglicherweise ein geringeres Risiko dar als die Verminderung der Schlafqualität durch chronische Schlafstörungen.

Man kann also sagen, dass die Einhaltung eines geregelten Schlaf-Wach-Rhythmus' und ein gut ausgeprägter Schlaf für die Behandlung einer Epilepsie von großer Bedeutung sind. Man sollte das Risiko einiger Ausnahmen im sonst fest geregelten Schlafverhalten jedoch nicht zu hoch einschätzen, um den Epilepsiepatienten nicht noch mehr Einschränkungen aufzuerlegen. Vielmehr sollte an Therapiemaßnahmen zur Sicherstellung einer verbesserten Schlafqualität des Patienten angeknüpft werden, um Ursachen für mögliche Schlafstörungen zu beseitigen.

# 5. Zusammenfassung

Die Wirkung des Schlafs auf die Epilepsie ist unumstritten. So wird anscheinend bereits in der Antike empfohlen, bei einer Epilepsie besonders auf den Schlaf zu achten. Wie wichtig nun aber wirklich ein geregelter Schlaf für die Betroffenen ist, lässt sich nur schwer ermitteln. Immer wieder finden allerdings das Schlafentzugs-EEG und die Schlaf-Apnoe in diesem Bereich Erwähnung, da anhand von ihnen der Einfluss eines gestörten Schlafs auf die Epilepsie relativ gut ermittelt werden kann.

Bei meiner Literaturrecherche war es sehr hilfreich, sich auf das Schlafentzugs-EEG und die Schlafapnoe im Zusammenhang mit der Epilepsie zu konzentrieren, da es eine Reihe an Publikationen zum Thema schlafgebundene Epilepsien gibt und auch dazu, wie die Epilepsie den Schlaf beeinflusst. Das komplette Thema des reziproken Verhältnisses von Schlaf und Epilepsie konnte im Rahmen dieser Hausarbeit nicht abgedeckt werden. Es war daher notwendig und sinnvoll, sich auf den Einfluss des Schlafs auf die Epilepsie zu beschränken.

Die Studien zu diesem Thema unterscheiden sich teilweise in ihren Ergebnissen, besonders bei der Frage nach der anfallssteigernden Wirkung des Schlafentzugs-EEGs. Dies beruht vor allem darauf, dass man bestimmte Störgrößen nicht ausschließen konnte, die bei Schlafentzug gehäuft zusätzlich auftreten und die Epilepsie auch zu beeinflussen scheinen. Dazu gehören zum Beispiel starker Alkoholkonsum und anderer Substanzenmissbrauch, Stress oder einfach nur die Tatsache, unter intensivierter stationärer Beobachtung zu stehen. Insgesamt wurde der Schlafentzug für die Epilepsiediagnostik jedoch fast immer als wichtig erachtet und der Nutzen kaum bezweifelt.

Auch der Einfluss verschiedener zirkadianer Rhythmen, wie dem Schlaf-Wach-Rhythmus, auf die Epilepsie wird diskutiert. So gibt es bestimmte Strukturen und Transmittersysteme, die als den Anfall fördernd, und andere, die wiederum als ihn unterdrückend angesehen werden. Die weitere Erforschung der zirkadianen Rhythmen mit Bezug auf die Epilepsie bietet vielleicht nicht eine sichere Therapieform, hilft aber zu verstehen, wodurch epileptische Anfälle begünstigt werden.

Um den Einfluss von chronischem Schlafentzug auf die Epilepsie zu erforschen, dient die Schlaf-Apnoe als ein gutes Modell. Durch eine erfolgreiche Behandlung dieser Schlafstörung konnten vielfach auch Verbesserungen in der Epilepsietherapie erreicht werden - bis hin zur völligen Anfallsfreiheit.

Es liegt also nahe, bei Patienten mit Epilepsie ganz besonders auf das Schlafverhalten zu achten. Das betrifft sowohl die Schlafquantität als auch die Schlafqualität. Quantitativ kann der Patient vor allem durch Änderung seiner Lebensweise selbst eingreifen. Liegt eine Schlafstörung vor und wird als solche diagnostiziert, können qualitative Verbesserungen erreicht werden. In dem Fall sind Gegenmaßnahmen, wie die Therapie der Schlaf-Apnoe, äußerst zweckmäßig. Bei generellen Empfehlungen bietet es sich an, einen Mittelweg zu gehen, d.h. eventuelle Änderungen des Schlafverhaltens unter Beachtung der individuellen Lebensumstände. Es sollte unbedingt verhindert werden, dass der Patient bei temporärer Missachtung gegen das Therapieschema Schuldgefühle entwickelt. Er sollte sich dieser Ausnahmen bewusst sein und es nicht zu einer Kumulierung mehrerer Risikofaktoren kommen lassen.

# 6. Literaturverzeichnis

## *Zeitschriftenartikel:*

Badawy RAB, Curatolo JM, Newton M, Berkovic SF, Macdonell RAL. Sleep deprivation increases cortical excitability in epilepsy. Neurology 2006;67:1018-1022.

Bazil CW. Sleep and Epilepsy. Epilepsy 2002;22:321-327.

Beran RG, Plunkett MJ, Holland GJ. Interface of epilepsy and sleep disorders. Seizure 1999;8:97-102.

DiMario, FJ, Jr. To Sleep or Not to Sleep: That Remains the Question. Pediatrics 2004;114:1337-1338.

Dinner DS. Effect of Sleep on Epilepsy. Journal of Clinical Neurophysiology 2002;19(6):504-513.

Hollinger P, Khatami R, Gugger M, Hess CW, Bassetti CL. Epilepsy and obstructive sleep apnea. European Neurology 2006;55(2):74-9.

Lambert MV, Bird JM. Obstructive sleep apnoea following rapid weight gain secondary to treatment with vigabatrin. Seizure 1997;6:233-235.

Malow BA. Sleep Deprivation and Epilepsy. Epilepsy Currents 2004;4:193-195.

Malow BA, Passaro E, Milling C, Minecan DN, Levy K. Sleep deprivation does not affect seizure frequency during inpatient video-EEG monitoring. Neurology 2002;59:1371-1374.

McDermott CM, Hardy MN, Bazan NG, Magee JC. Sleep deprivation-induced alterations in excitatory synaptic transmission in the CA1 region of the rat hippocampus. The Journal of Physiology 2006;570:553-565.

Méndez M, Radtke RA. Interactions Between Sleep and Epilepsy. Journal of Clinical Neurophysiology 2001;18(2):106-127.

Quigg M. Circadian rhythms: interactions with seizures and epilepsy. Epilepsy Research 2000;42:43-55.

Vaughn BV, D'Cruz OF. Sleep and Epilepsy. Seminars in Neurology 2004;24:301-313.

Vaughn BV, O'Neill F. D'Cruz, Beach R, Messenheimer JA. Improvement of epileptic seizure control with treatment of obstructive sleep apnoea. Seizure 1996;5:73-78.

Wyler AR, Weymuller EA, Jr. Epilepsy Complicated by Sleep Apnea. Ann Neurol 1981;9:403-404.

## Buchartikel:

Hufnagel A. Epidemiologie der Epilepsien. In: Fröscher W, Vassella F, Hufnagel A, eds. Die Epilepsien. Stuttgart: Schattauer, 2004:23-28.

Shouse MN, da Silva AM, Sammaritano M. Sleep. In: Engel J, Pedley T A eds. Epilepsy: A Comprehensive Textbook. Philadelphia: Lippincott-Raven Publishers, 1997:1929-1942.

Weber R. Epilepsie und Schlaf. In: Fröscher W, Vassella F, Hufnagel A, eds. Die Epilepsien. Stuttgart: Schattauer, 2004:280-289.

## Internetquellen:

http://www.ligaepilepsie.org/FAQs/misc/1999_S112-123.pdf, abgerufen am 05.06.2007.

http://www.epilepsy.com/epilepsy/sleep_epilepsy.html, abgerufen am 07.06.2007.